Sahir Omrani
Achraf Sarraj

Colecistectomia após pancreatite biliar aguda

Sahir Omrani
Achraf Sarraj

Colecistectomia após pancreatite biliar aguda

indicações para a colangiografia intra-operatória

ScienciaScripts

Imprint

Cover image: www.ingimage.com

This book is a translation from the original published under ISBN 978-620-6-72571-8.

Publisher:
Sciencia Scripts
is a trademark of
Dodo Books Indian Ocean Ltd. and OmniScriptum S.R.L publishing group

120 High Road, East Finchley, London, N2 9ED, United Kingdom
Str. Armeneasca 28/1, office 1, Chisinau MD-2012, Republic of Moldova, Europe
Printed at: see last page
ISBN: 978-620-8-20849-3

COLECISTECTOMIA APÓS PANCREATITE BILIAR AGUDA: INDICAÇÕES PARA COLANGIOGRAFIA INTRA-OPERATÓRIA.

ÍNDICE

INTRODUÇÃO 3

DOENTES E MÉTODOS 5

CRITÉRIOS DE AVALIAÇÃO E DEFINIÇÕES 7

ANÁLISE ESTATÍSTICA 10

RESULTADOS 12

DISCUSSÃO 39

CONCLUSÃO 46

REFERÊNCIAS 48

INTRODUÇÃO

A pancreatite aguda (PA) é uma doença bastante comum em todo o mundo. É responsável por 4% das síndromes de dor abdominal nos Estados Unidos (1).

A taxa de mortalidade é de 8-10% e a morbilidade é de 30-40% nas formas graves. A litíase e o alcoolismo são as principais causas desta doença. (1) Na Tunísia, a litíase é a etiologia mais comum.

Os factores de risco para esta última são: sexo feminino, idade > 70 anos e litíase vesicular com menos de 5 mm (2).

A fisiopatologia da litíase consiste no facto de um cálculo vesicular migrar para o ducto pancreático principal, criando um aumento da pressão intraductal e obstruindo a eliminação das secreções pancreáticas. (3)

O tripsinogénio é assim ativado de forma inadequada, levando à autodigestão pancreática (4)

Por este motivo, a American Society for Gastrointestinal Endoscopy (ASGE) considera a PA biliar como um sinal preditivo de litíase do ducto biliar principal (5). (LVBP)

Existe um grande debate sobre se e como investigar este tipo de litíase. A ultrassonografia endoscópica parece ser a ferramenta mais eficaz para diagnosticar a LVBP. (6)

A colangiopancreatografia retrógrada endoscópica (CPRE) é um método de diagnóstico e, sobretudo, terapêutico altamente eficaz. (7)

A colangiopancreatografia por ressonância magnética (CPRM) é a técnica de imagem mais utilizada, com resultados semelhantes aos da ecografia endoscópica, exceto para cálculos de tamanho inferior a 5 mm (8).

A colangiografia intra-operatória (COI) é o exame intra-operatório de referência para o diagnóstico de litíase da VBG (9).

No nosso país, a colangiografia intra-operatória continua a ser o método mais utilizado para procurar um possível BPVE durante a colecistectomia após qualquer AP biliar.

Vários estudos têm demonstrado que a vacuidade da via biliar principal (VBP) está presente na grande maioria dos casos. Neste estudo, propomos, portanto, rever a indicação formal da CPO nesta condição, procurando factores preditivos da presença de VBP.

DOENTES E MÉTODOS

I. Tipo e objectivos do estudo :

Realizámos um estudo retrospetivo no serviço de cirurgia visceral do CHU Mongi Slim em La Marsa de 1 de janeiro de 2016 a 31 de dezembro de 2021. Recolhemos 107 casos. Este trabalho permitiu recolher dados epidemiológicos, clínicos, paraclínicos e terapêuticos sobre esta patologia. O objetivo do nosso trabalho foi estudar os fatores preditivos da presença de litíase do trato biliar principal após pancreatite aguda de origem biliar e, assim, revisar a indicação de colangiografia intraoperatória nesses casos.

II. Critérios de inclusão :

Todos os doentes que foram submetidos a cirurgia após pancreatite aguda de

que tinham sido submetidos a uma colangiografia intra-operatória.

III. Critérios de não-inclusão :

Doentes que efectuaram uma RMN BILI e/ou CPRE pré-operatória.

Doentes que não tenham sido submetidos a CPO por qualquer motivo.

IV. Critérios de exclusão :

Ficheiros que não podem ser utilizados.

V. Metodologia :

Os dados foram recolhidos nos arquivos do serviço.

Para estudar a nossa série e, em particular, para obter todos os parâmetros de cada doente, elaborámos fichas de dados que resumem os registos médicos dos doentes.

Especificámos os seguintes parâmetros:

- Idade
- Sexo
- História médica e cirúrgica
- Sinais funcionais (dor, febre, iterícia)
- Sinais físicos (febre, iterícia, exame abdominal)
- Parâmetros biológicos (hemograma, testes de função renal, testes de função hepática, testes de resposta inflamatória)
- Dados da ecografia abdominal (VE, dilatação do
- VBP, dilatação do VBIH, LVBP)
- Dados da tomografia computorizada abdominal (VE, PVE dilatado, HVBV dilatado, LVBP, estádio)
- Achados intra-operatórios (colecistite, dilatação do ducto cístico)
- Achados CPO (dilatação da VBP: o diâmetro da VBP foi estimado aproximadamente por comparação com o diâmetro dos trocartes, dilatação da VBIH, presença de LVBP, passagem duodenal)
- Ação baseada nos resultados da CPO.

CRITÉRIOS DE AVALIAÇÃO E DEFINIÇÕES

I. Diagnóstico da pancreatite aguda :

Um diagnóstico positivo de pancreatite aguda é efectuado quando estão presentes dois dos três critérios seguintes:

- Dor típica.

- Um aumento da lipasemia acima de três vezes o normal.

- Exames imagiológicos que revelem sinais de pancreatite (TAC, RMN ou ecografia).

É de notar que o teste da amilasemia foi abandonado de acordo com as recomendações francesas e que a tomografia computorizada é por vezes utilizada para fins de diagnóstico em caso de urgência abdominal não identificada.

II. Dilatação da via biliar principal :

Vários estudos foram realizados e vários escores foram estabelecidos para a presença de PBEVE. Todos levaram em conta a dilatação da VBP na ultrassonografia. Dependendo do estudo, os diâmetros de referência variaram entre 6 e 12 mm.

Tomámos o valor mais baixo como valor de referência e, para efeitos do nosso estudo, considerámos que a VBP estava dilatada quando o seu diâmetro ultrapassava os 6 mm.

III. Gravidade da pancreatite :

Foram estabelecidos três graus de gravidade de acordo com a

classificação revista da

Conferência de Atlanta 2012:

•TA ligeira: sem complicações locais ou sistémicas (sendo as complicações sistémicas definidas como o agravamento de uma comorbilidade pré-existente) ou insuficiência visceral.

•PA moderadamente grave: uma ou mais complicações locais ou sistémicas, ou insuficiência visceral transitória.

•PA grave: insuficiência visceral persistente, que pode afetar um ou mais órgãos.

No nosso estudo, considerámos como grave a pancreatite que não cumpria os critérios para pancreatite aguda ligeira.

Foram efectuadas tomografias computorizadas abdominais em todos os doentes. O atraso médio foi de 5 dias após o início dos sintomas.

IV. Estádio da pancreatite e avaliação etiológica :

Os estágios foram estabelecidos de acordo com a classificação de Balthazar da seguinte forma:

Quadro 1: Fases da pancreatite

StageComputed tomography data	
A	Normal pancreas
B	Focal or diffuse enlargement of the pancreatic gland
C	Densification of peripancreatic fat
D	Single necrotic flow
E	At least two necrotic flows or one containing bubbles air

Foi também realizada uma ecografia abdominal em todos os doentes para procurar litíase vesicular como etiologia da pancreatite. Este exame foi efectuado durante o internamento hospitalar. Também se procurou a dilatação dos canais biliares e a presença de qualquer LVBP.

V. Indicação para cirurgia :

O nosso estudo diz respeito à pancreatite aguda de origem biliar e todos os nossos doentes foram submetidos a cirurgia com o objetivo de realizar uma colecistectomia (para eliminar o reservatório) e uma CPO (para pesquisar a PBE). O calendário da operação foi o seguinte:

▶ Para as pancreatites das fases A, B e C: a operação foi efectuada durante o mesmo período de hospitalização (entre o dia 6ième e o dia 14ième).

▶ Para a pancreatite nos estádios D e E: a operação foi adiada para depois de a necrose ter sido verificada por TAC.

VI. Colangiografia :

O objetivo da colangiografia intra-operatória era principalmente a pesquisa de BPVE. Foi efectuada através de um dreno transcístico (DTC).

O LVBP aparece como uma imagem lacunar ou uma paragem em forma de taça no VBP. Na CPO, procuramos também a dilatação do PVB e/ou dos canais biliares intra-hepáticos (IHBD), bem como uma boa ou má passagem duodenal do meio de contraste.

ANÁLISE ESTATÍSTICA

Os dados foram introduzidos utilizando o software estatístico SPSS 26.0.

O tratamento estatístico dos dados incluiu uma componente descritiva e uma componente analítica.

I. Estudo descritivo

As variáveis qualitativas foram expressas pelas suas frequências e proporções. As variáveis quantitativas foram expressas em termos de média, desvio-padrão e

o intervalo (valores extremos).

II. Estudo analítico

Foi efectuada uma análise univariada e multivariada dos factores preditivos de litíase da via biliar principal.

As duas médias foram comparadas utilizando o teste t de Student.

As frequências foram comparadas utilizando o teste do qui-quadrado de Pearson quando as condições de aplicação estavam reunidas e o teste de Fisher nos restantes casos.

Foi efectuada uma análise multivariada através do cálculo de uma regressão logística.

Uma relação entre variáveis é considerada significativa se o coeficiente de correlação "p" for :: 0,05.

III. Considerações éticas e jurídicas

Não tivemos conflitos de interesse em relação ao conteúdo do nosso estudo.

Respeitámos o anonimato dos pacientes. O acesso aos arquivos foi autorizado pelo chefe do serviço de cirurgia geral do CHU Mongi Slim de La Marsa.

RESULTADOS

A. Estudo descritivo

I. Caraterísticas da população estudada

1. Idade :

Os extremos de idade na altura da operação foram 18 e 87 anos, com uma média de 51,59. O grupo etário mais representado na nossa série foi o dos 33 aos 69 anos (58,9%).

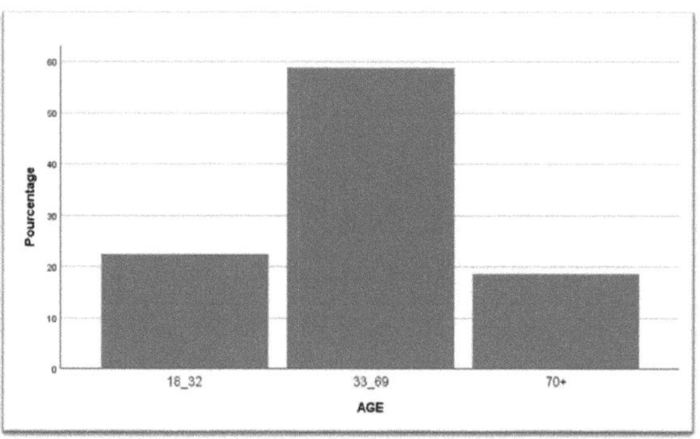

Figura 1: Repartição dos doentes por grupo etário

2. Género :

A nossa série incluiu 83 mulheres (77,5%) e 24 homens (22,5%), o que corresponde a um rácio entre sexos de 0,28 (Figura 2).

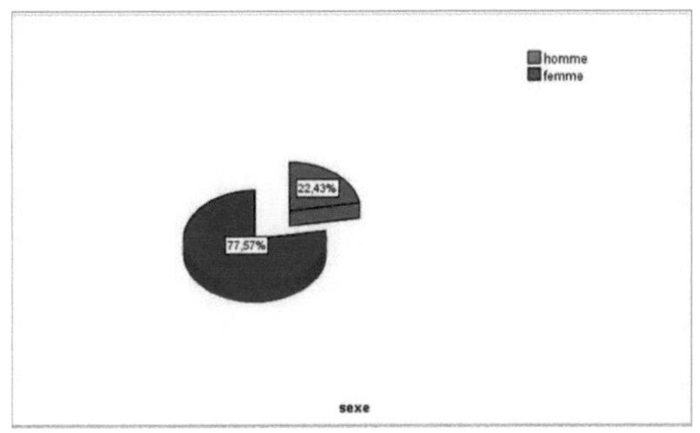

Figura 2: Repartição dos doentes por género

3. Pontuação ASA :

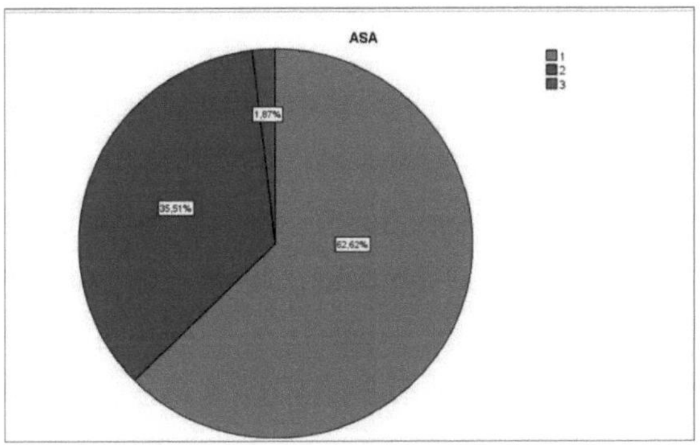

Figura 3: Distribuição dos doentes por classificação ASA

1.4. Historial médico :

Trinta e nove doentes (36,5%) tinham antecedentes médicos. A hipertensão arterial foi a história clínica mais frequente (27,1% dos doentes).

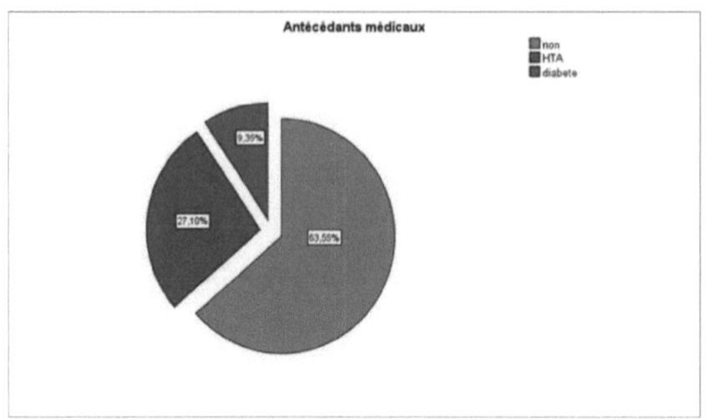

Figura 4: Repartição dos doentes por historial médico

2. Dados do exame clínico

Os dados do exame clínico na admissão foram registados em todos os processos. Seis doentes apresentavam uma temperatura superior a 37,8 e seis eram ictéricos. Nenhum doente itérico tinha febre. A urina era escura em 2 casos, as fezes descoloridas em apenas um e não havia prurido em todos os doentes. Apenas um doente apresentava uma tríade de iterícia, fezes descoloradas e urina escura. A grande maioria (88%) dos doentes não apresentava nenhum destes sinais clínicos. A cólica hepática típica foi encontrada em 39 doentes (36,4%).

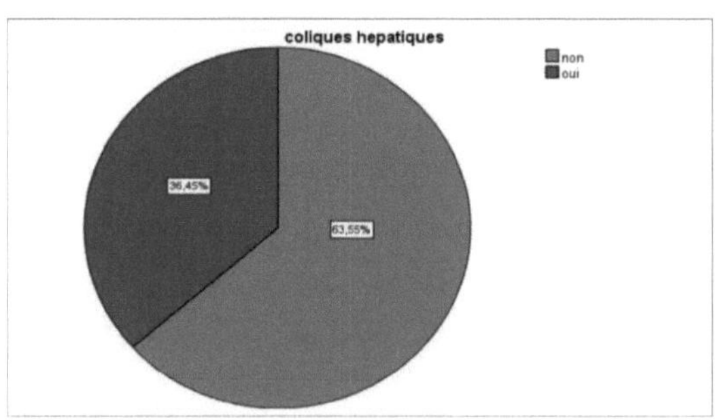

Figura 5: Frequência da cólica hepática

Vinte e dois doentes (20,56%) apresentavam pancreatite grave.

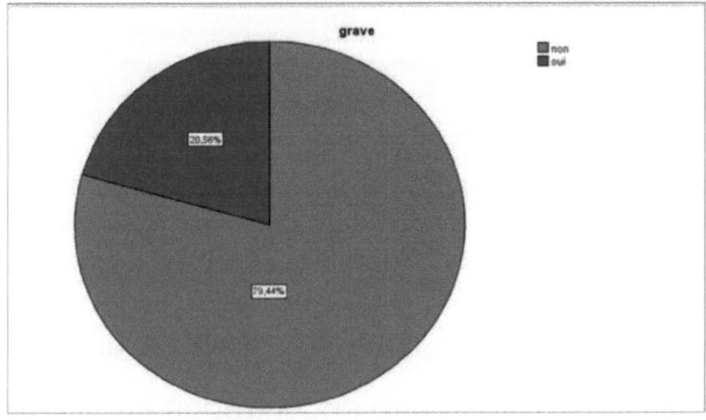

Figura 6: Distribuição por gravidade da pancreatite

III. Dados biológicos

1. Níveis de bilirrubina total

Os níveis de bilirrubina total (BT) estavam disponíveis para todos os nossos doentes. Os resultados foram os seguintes:

Quadro 2: Níveis de bilirrubina total

Média30	.731 mmol/L
Mínimo3	.0 mmol/L
Máximo270	.0 mmol/L

2.Níveis de bilirrubina conjugada

Em 15 dos nossos doentes, o nível de bilirrubina conjugada (CB) não estava disponível.

Quadro 3: Níveis de bilirrubina conjugada

Média	15,375
Mínimo	0,5
Máximo	150,0

3. Citólise

Os níveis de aspartato aminotransferase (ASAT) e alanina aminotransferase (ALAT) não foram encontrados em 3 casos. Os valores médios foram de 185,6 e 167,6 UI/L, respetivamente.

Quadro 4: Níveis de transaminases

	ASAT	ALAT
Média	185,69	167,60
Mínimo	12	3
Máximo	1117	840

4.Os níveis de fosfatase alcalina (ALP) estavam disponíveis em apenas 18 doentes. Esta variou entre

9 e 467 UI/L.	Quadro 5: Taxas PAL
Média	194,86
Mínimo	9
Máximo	467

5. Os níveis de gama-glutamil-transferase (GGT) estavam disponíveis em apenas 22 doentes. Os resultados em UI/L são os seguintes:

Quadro 6: Níveis de GGT

Média	186,18
Mínimo	14
Máximo	450

IV. Dados de imagiologia

1. Ultrassom

1.1. Dilatação da VBP

Não foram encontrados dados de ecografia abdominal em 3 doentes. Dos 104 pacientes restantes, 27 (25,96%) tinham um PVB dilatado.

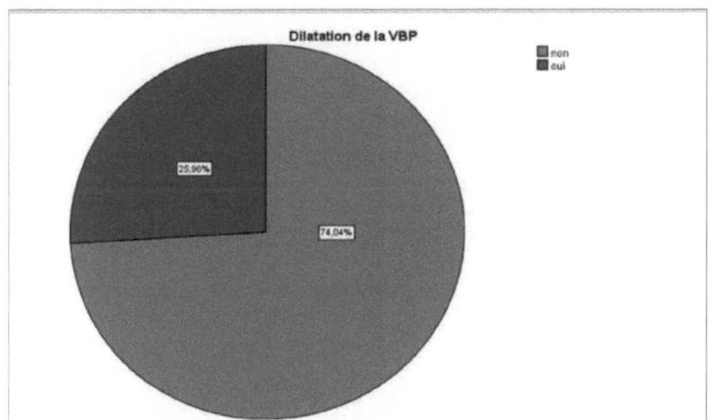

Figura 7: Frequência de dilatação da VBP na ecografia

1.2. Dilatação da VBIH

A dilatação da VBIH foi observada em 14 dos 104 casos analisados, ou seja, 13,1%.

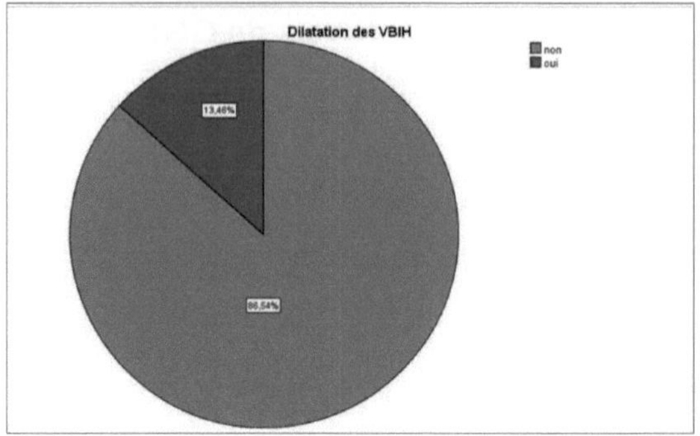

Figura 8: Frequência da dilatação do VHB na ultrassonografia

1.3. PVE

Doze dos 104 pacientes submetidos à ultrassonografia apresentavam PBVE, ou seja, 11,2%.

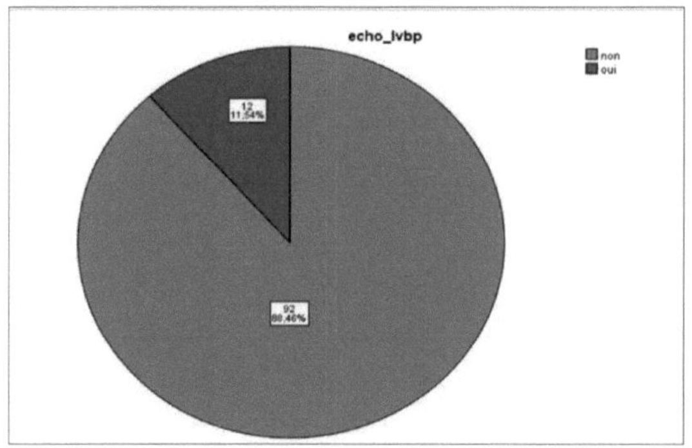

Figura 9: Taxa de pressão arterial esquerda no exame de ultrassom

2.Tomografia computorizada

Todos os nossos doentes foram submetidos a uma TAC de estadiamento. Os resultados foram os seguintes:

2.1. Dilatação da VBP

Dos 107 doentes, 28 apresentavam um PVB dilatado (26,4%).

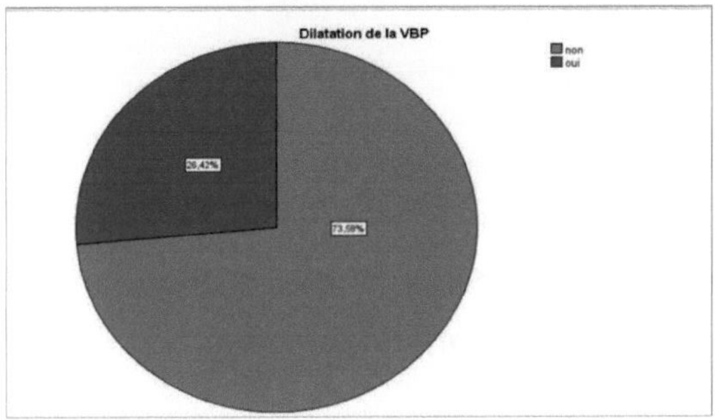

Figura 10: Frequência da dilatação da VBP na TAC

2.2. Dilatação da VBIH

A dilatação da VBIH foi observada em 15 dos 107 casos analisados, ou seja, 14%.

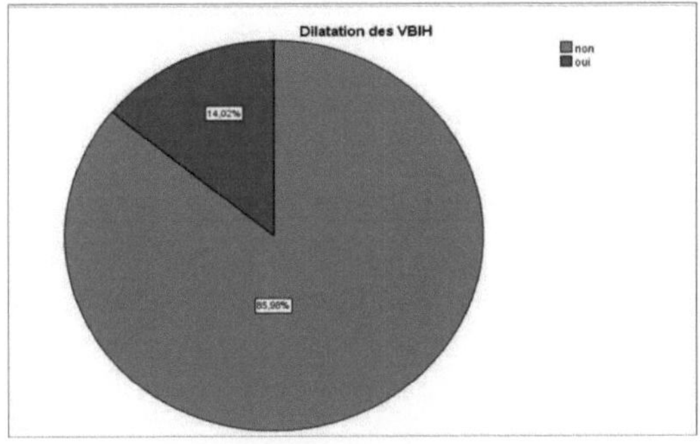

Figura 11: Frequência da dilatação da VBIH na TAC

2.3. PVE

A pressão de base do ventrículo esquerdo estava presente na TC em 8 pacientes (7,5%).

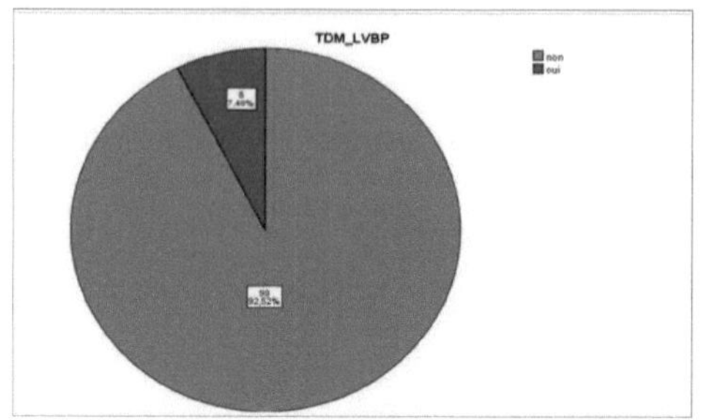

Figura 12: Taxa de pressão arterial esquerda na tomografia computadorizada

2.4. Estágio da pancreatite

A distribuição dos doentes de acordo com o estádio da pancreatite foi a seguinte:

- 13 para a fase A, ou seja, 12,15
- 39 para a fase B, ou seja, 36,45%.
- 32 para a fase C, ou seja, 29,91%.
- 6 para a fase D, ou seja, 5,61%.
- 17 para a fase E, ou seja, 15,89%.

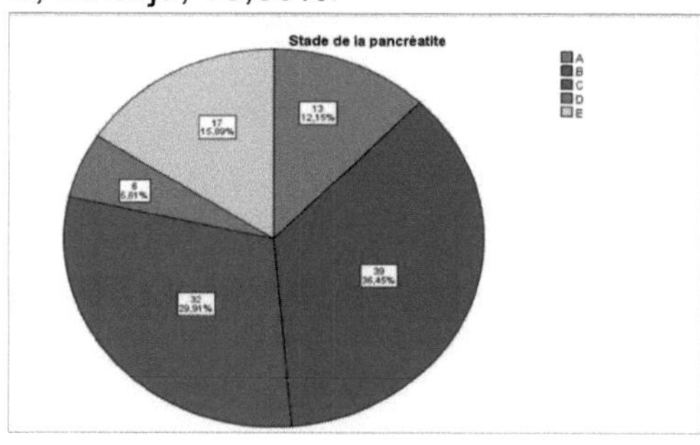

Figura 13: Distribuição por fase da pancreatite

Classificando a pancreatite em edemato-intersticial e necrótico-hemorrágica, a taxa de pancreatite necrosante foi de 21,5% (23 doentes).

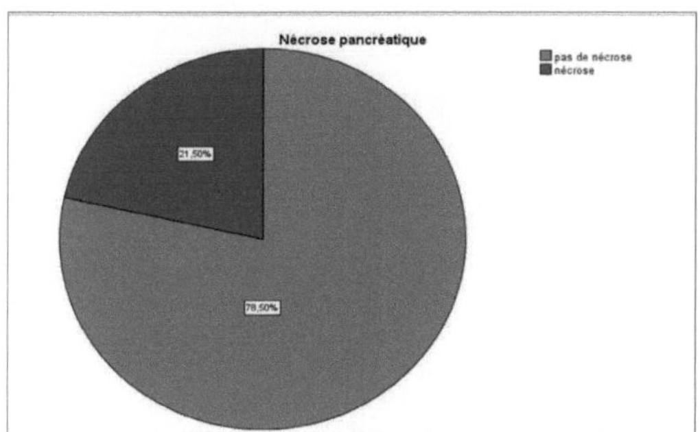

Figura 14: Taxa de necrose pancreática

V. Dados intra-operatórios

1. Aspeto da vesícula biliar

A aparência intra-operatória era consistente com colecistite aguda em 28 casos (26%).

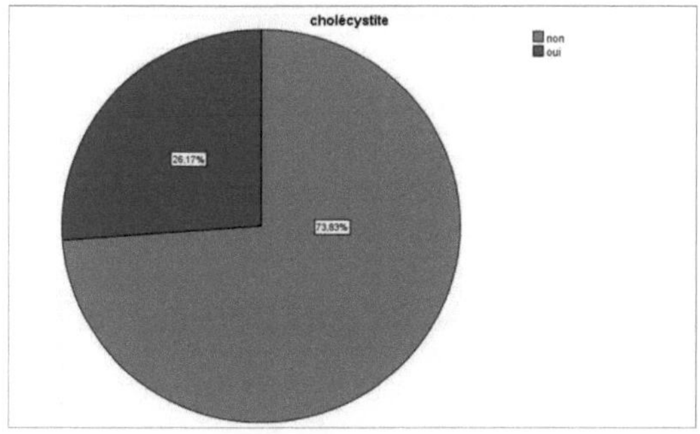

Figura 15: Frequência da colecistite aguda

2. Dilatação do ducto cístico

No intra-operatório, foi observado um ducto cístico dilatado em 14 doentes (13%).

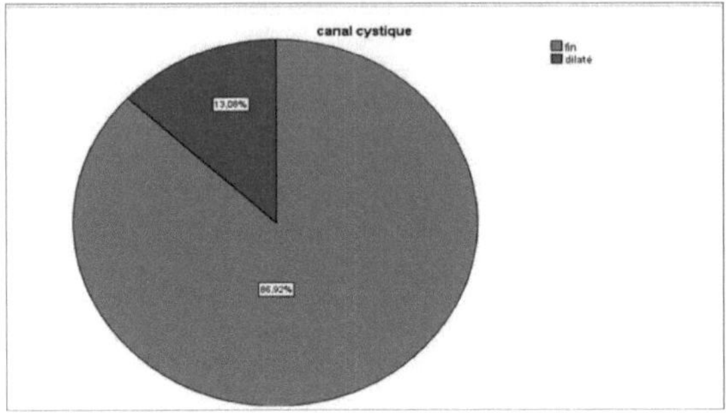

Figura 16: Frequência da dilatação do ducto cístico

3. Dados CPO

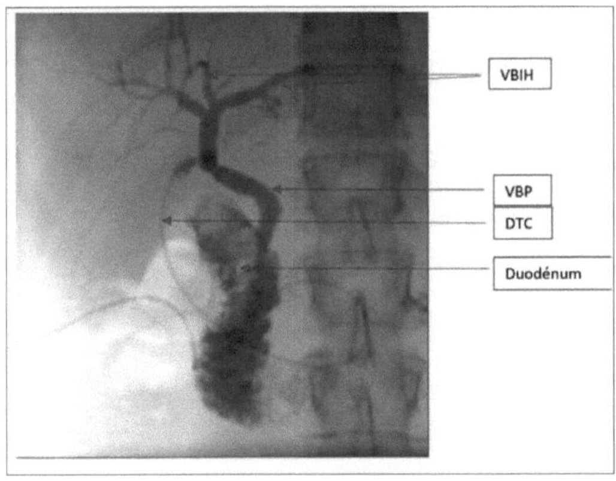

Figura 17: Ilustração de uma CPO sem anomalias

3.1. Dilatação da VBP

O diâmetro da VBP foi aproximado, comparando-o com o diâmetro dos trocartes. A VBP estava dilatada em 26,2% (28 pacientes).

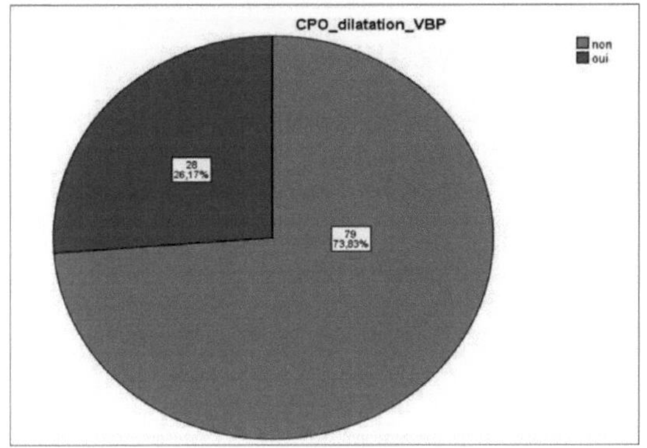

Figura 18: Taxa de dilatação do BPV no OPC

3.2. Dilatação do VBIH

Doze doentes (11,2%) apresentavam VHB dilatado.

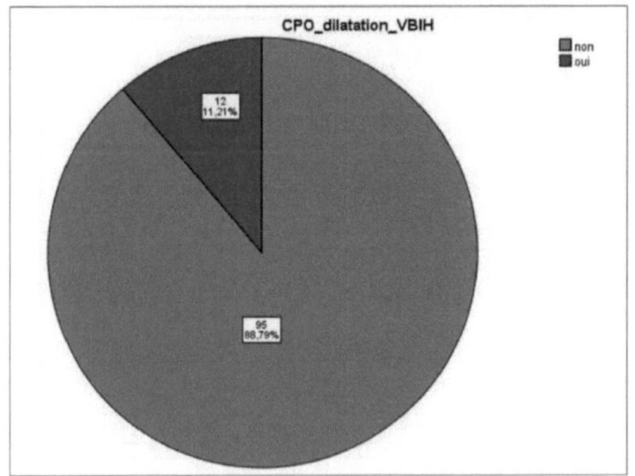

Figura 19: Taxa de dilatação do HBV no CPO

3.3. Passagem duodenal

A passagem duodenal não foi mencionada num caso. Foi precoce em 72,9% dos casos (78 pacientes), tardia em 18,7% (20 pacientes) e ausente em 6,5% dos OPCs (7).

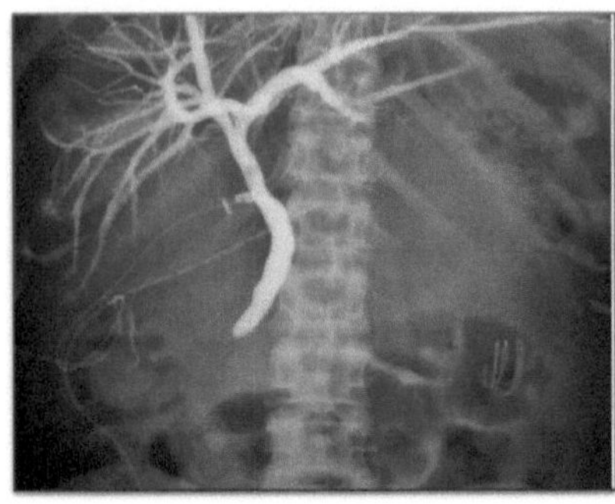

Figura 20: CPO ilustrando a ausência de passagem duodenal

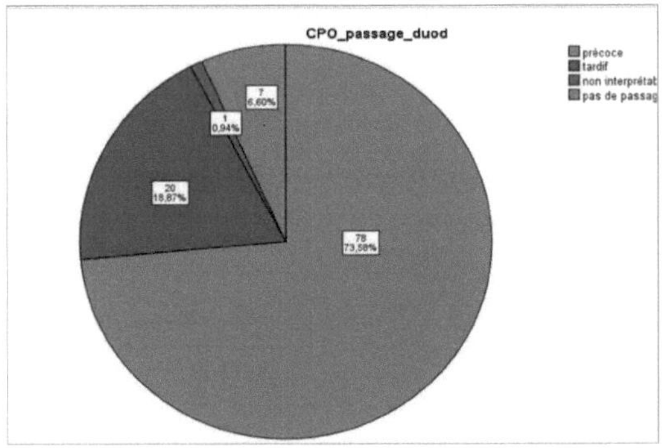

Figura 21: Distribuição de acordo com a qualidade da passagem duodenal

3.4. PVE

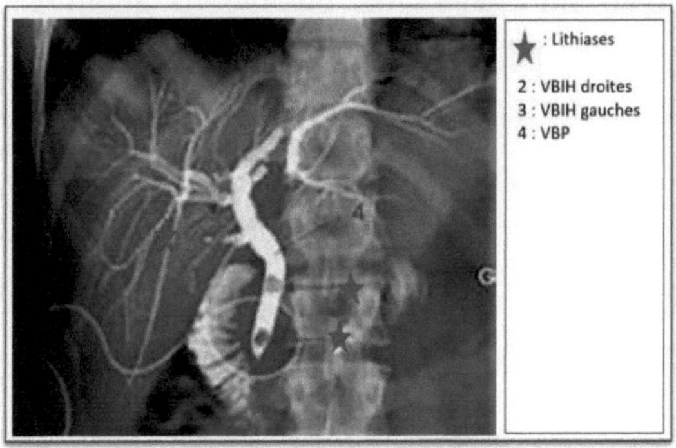

Figura 22: CPO ilustrando imagens lacunares de litíase

Dezoito OPC (16,8%) encontraram um BVE sob a forma de uma imagem lacunar.

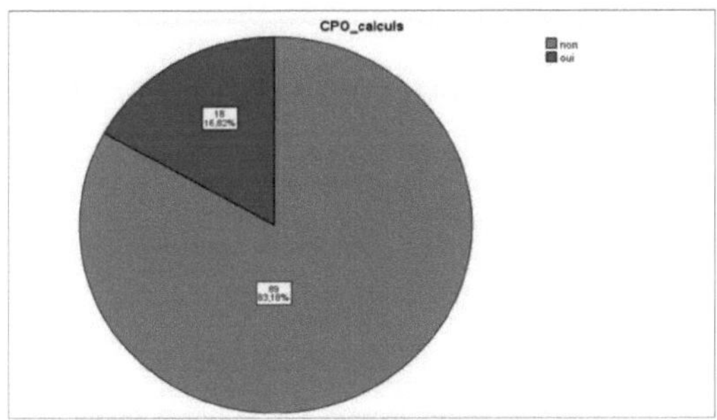

Figura 23: Taxa de LVBP no CPO

4. Gesto

A colecistotomia com extração de cálculos foi realizada em 14 doentes. A coledocorografia foi semi-ideal em 7 casos e em dreno de Kehr nos outros 7. O DTC foi mantido no local num total de 28 doentes. É de salientar que este foi o caso numa das seguintes anomalias: dilatação da VBP, dilatação da VBIH, má passagem duodenal, interpretação difícil. A colangiografia pós-operatória foi efectuada em todos os doentes com drenagem biliar. Em 4 casos, foi encontrada uma VBP e foi efectuada uma esfincterotomia endoscópica.

B. Estudo analítico

I. Estudo univariado

1. Caraterísticas da população estudada

1.1. Idade :

A comparação da média de idade dos dois grupos não mostrou diferença significativa; p = 0,15.

Quadro 7: Comparação dos grupos por idade

	Grupo LVBP	Grupo não PVE	p
Média	56,71	50,34	0,15
Desvio padrão	18,86	17,86	

1.2. Género :

Três homens em 24 apresentavam um BPVE. No caso das mulheres, foram detectados 18 BVE em 83 doentes. Não houve diferença significativa entre os dois grupos (p=0,24).

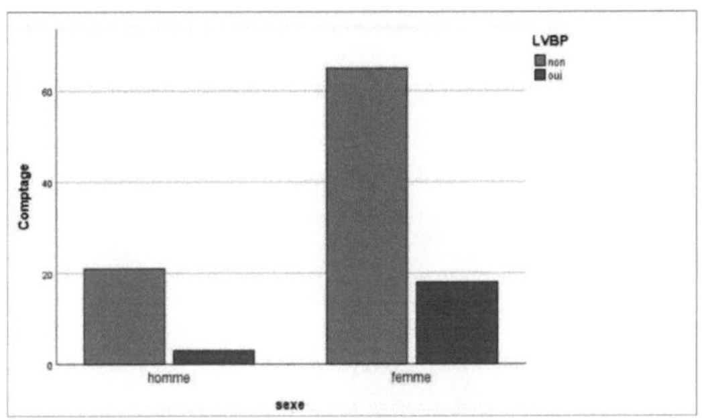

Figura 24: Comparação dos grupos por género

1.3. Pontuação ASA :

Sessenta e sete pacientes tinham um escore ASA I, 10 dos quais apresentavam PBE. Quarenta pacientes tinham um escore ASA II, 11 dos quais tinham um LVBP. Não houve diferença estatisticamente significativa (p=0,17).

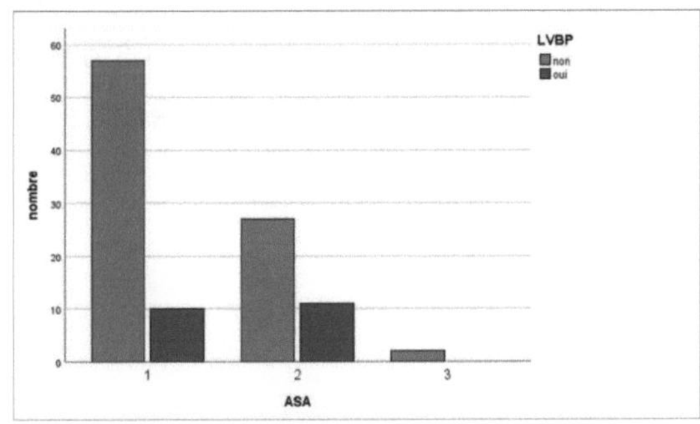

Figura 25: Comparação dos grupos de acordo com a pontuação ASA

1.4. Historial médico :

Os 2 grupos foram estatisticamente comparáveis.

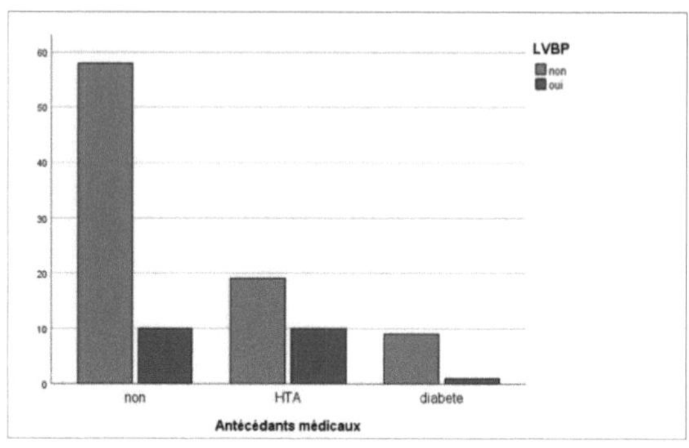

Figura 26: Comparação dos grupos por historial médico

II. Dados do exame clínico

Apenas um doente apresentava uma tríade de iterícia, fezes descoloradas e urina escura. Este doente apresentava uma PPBVE à CPO. 39 doentes (36,4%) apresentavam cólicas hepáticas típicas. A LVBP foi encontrada em 11 deles e em 10 dos 68 doentes sem cólica hepática típica. Estatisticamente, não houve diferença entre os grupos com **p = 0,76**.

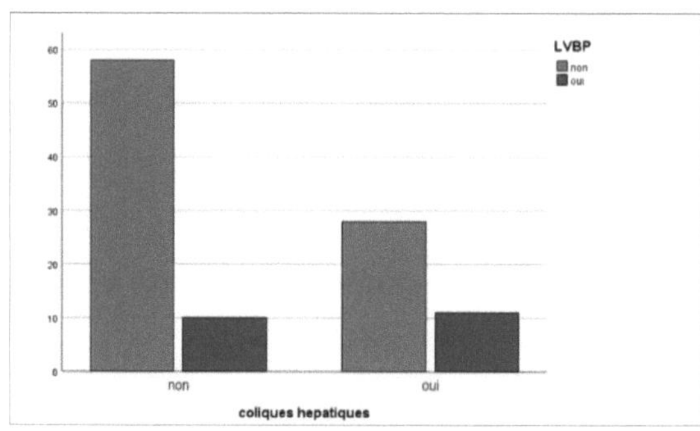

Figura 27: Comparação dos grupos de acordo com a presença de cólica hepática

Vinte e dois doentes (20,56%) apresentavam pancreatite grave. Em 2 destes doentes foi detectada a presença de BVE. A diferença entre os dois grupos, de acordo com a gravidade da pancreatite, não foi estatisticamente significativa (**p=0,13**).

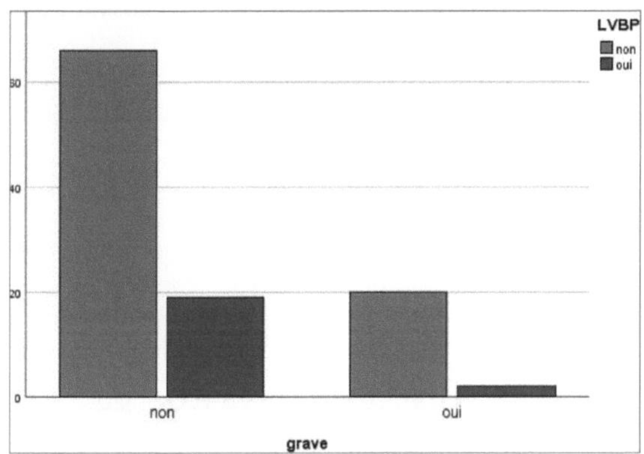

Figura 28: Comparação dos grupos de acordo com a gravidade da pancreatite

III. Dados BIOLÓGICOS

1.Níveis de bilirrubina total

O nível de bilirrubina total foi um preditor estatisticamente significativo da presença de BVE. **P=0,016** Através do estudo da curva ROC, foi selecionado o valor limiar de 34,5 mmol/L, com uma sensibilidade de cerca de 0,6 e uma especificidade de 0,75.

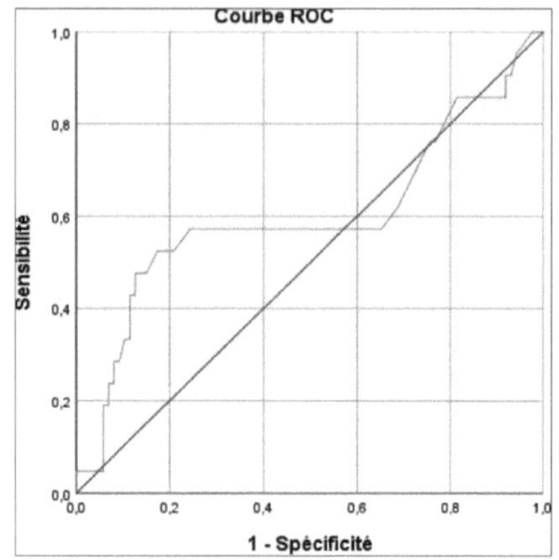

Figura 29: Análise da curva ROC para LV

Tendo em conta este valor limite de bilirrubinémia total (TBIL), 65 dos 86 doentes sem LVBP tinham um nível de BT abaixo do TBIL. Doze dos 21 pacientes com LVBP tinham um nível acima do TSB.

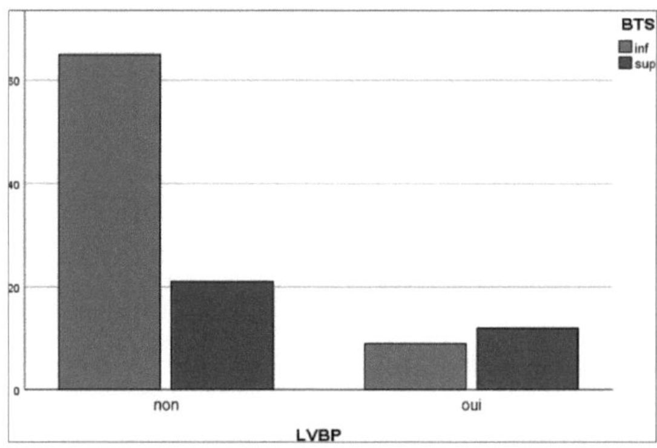

Figura 30: Repartição dos grupos por BTS

2. Níveis de bilirrubina conjugada

O nível de bilirrubina conjugada foi um preditor estatisticamente significativo da pressão arterial esquerda. **P=0,044** Através do estudo da curva ROC, foi selecionado o valor limiar de 11,5 mmol/L, com uma sensibilidade e especificidade de cerca de 0,6.

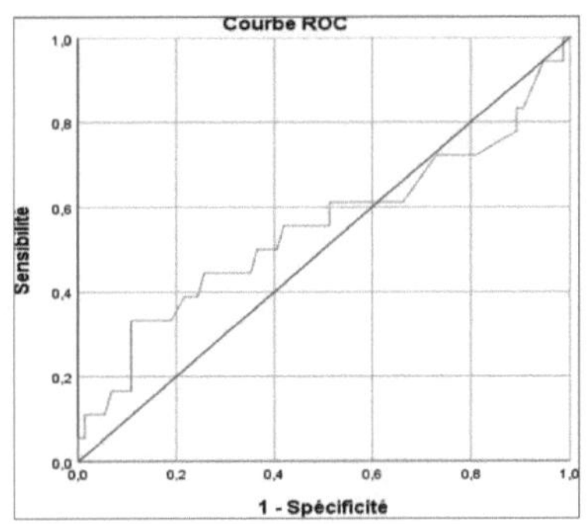

Figura 31: Análise da curva ROC para BC

Tendo em conta este valor de limiar para a bilirrubina conjugada (CB), 44 dos 74 doentes sem BTBP tinham um nível de CB abaixo do BCS. Nove dos 18 pacientes com PBVE tinham níveis de BC acima do BCS. Em 15 dos nossos doentes, a taxa de BC não estava disponível.

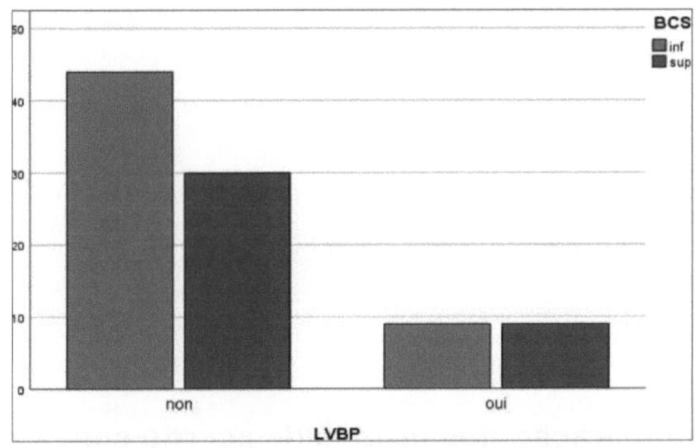

Figura 32: Repartição dos grupos por BCS

3.Citólise

A citólise não foi um fator estatisticamente significativo no nosso estudo, com **valores** de **p** de **0,189** e **0,49**, respetivamente, para ASAT e ALAT.

4.PAL e GGT

Dada a sua indisponibilidade na grande maioria dos casos, os seus estudos não podiam ser fiáveis.

IV. Dados de imagiologia

1. Ultrassom

1.1. Dilatação da VBP

A presença de um BVE à CPO ocorreu em 13 dos 27 pacientes com BVE dilatado e em 8 dos 77 sem BVE. A diferença entre os dois grupos foi estatisticamente significativa com **p=0,00**.

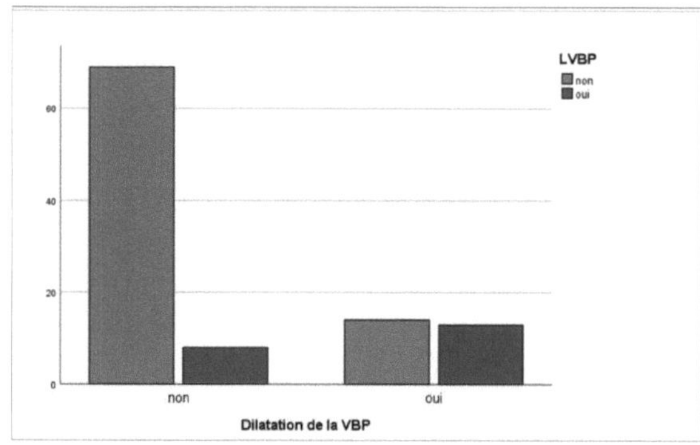

Figura 33: Comparação dos grupos de acordo com a presença ou ausência de dilatação do PVB na ultrassonografia

1.2. Dilatação da VBIH

Dos 14 casos com dilatação da VHB, a PVCVE estava presente na CPO em 3 e em 18 dos 90 sem dilatação, sem diferença estatisticamente significativa (**p=0,57**).

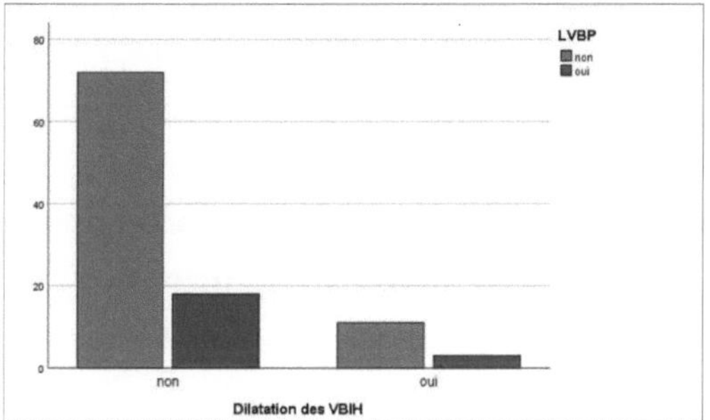

Figura 34: Comparação dos grupos de acordo com a presença ou ausência de dilatação da VBIH na ultrassonografia

2. Tomografia computorizada

2.1. Dilatação da VBP

A VBP estava presente na CPO em 11 dos 28 pacientes com VBP dilatada e em 10 dos 79 restantes. Foi observada uma diferença significativa com **p=0,04**.

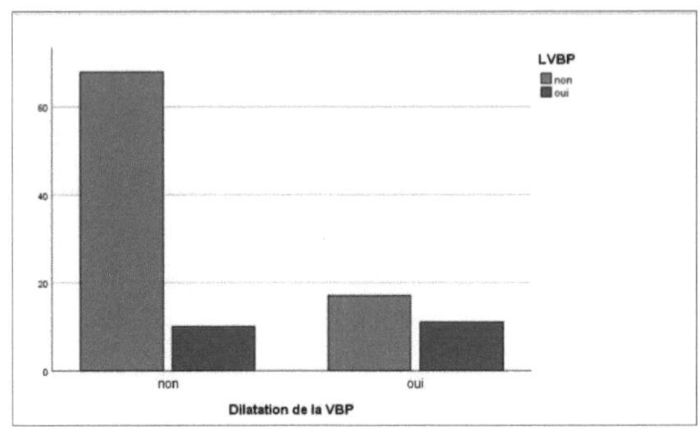

Figura 35: Comparação dos grupos de acordo com a presença ou ausência de dilatação da VBP na TAC

2.2. Dilatação da VBIH

Dos 15 casos em que a CPO demonstrou dilatação da VHB, a VBP estava presente em 3 e em 18 dos restantes 92, sem diferença estatisticamente significativa (**p=0,60**).

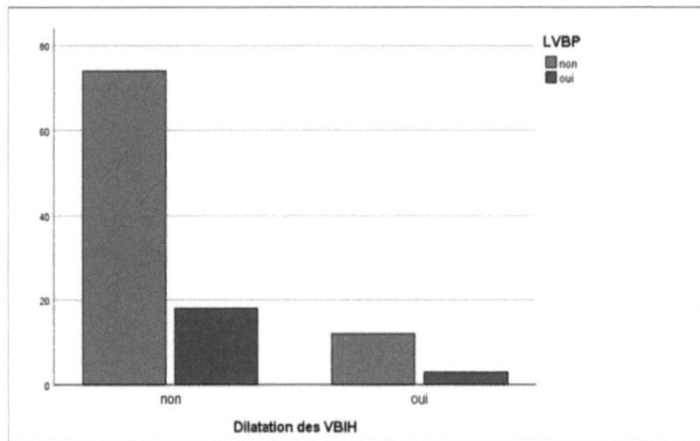

Figura 36: Comparação dos grupos de acordo com a presença ou ausência de dilatação do VHB na tomografia computadorizada

2.3. Estágio da pancreatite

Não houve diferença estatisticamente significante entre os diferentes estágios em relação à presença ou ausência de PBVE na CPO.

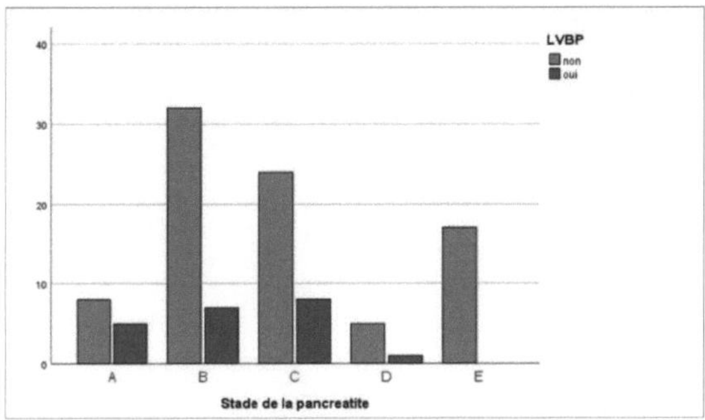

Figura 37: Comparação dos grupos em diferentes fases da pancreatite

No caso da PA hemorrágica necrótica (23 doentes), a LVBP foi detectada na CPO em apenas 1 doente. No entanto, foi detectada LVBP na CPO em 20 dos 80 doentes com pancreatite edemato-intersticial. A diferença foi significativa com um valor de **p=0,028**.

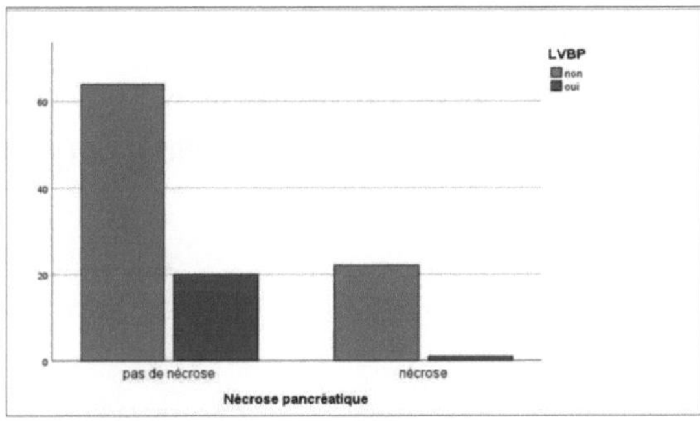

Figura 38: Comparação dos grupos de acordo com a presença ou ausência de necrose pancreática

V. Dados intra-operatórios

1. Colecistite aguda

Comparando os 2 grupos, não houve diferença significativa em relação à presença de PVC (**p=0,13**).

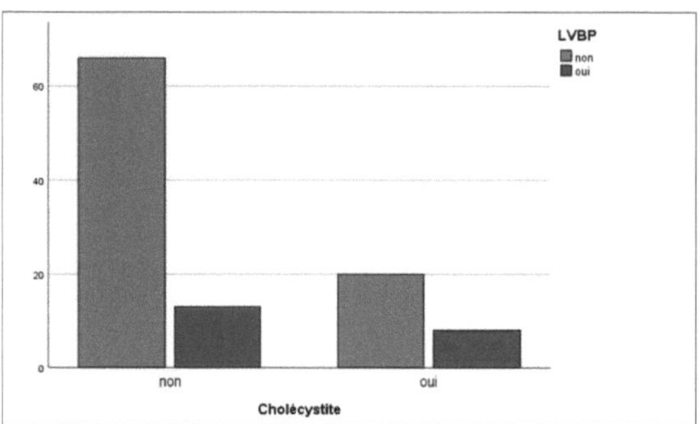

Figura 39: Comparação dos grupos de acordo com a presença ou ausência de colecistite aguda

2.Dilatação do ducto cístico

Dos 14 pacientes nos quais encontramos dilatação do ducto cístico no intraoperatório, 10 tinham PBVE, em comparação com 11 dos 82 restantes. A diferença foi estatisticamente significativa (**p=0,00**).

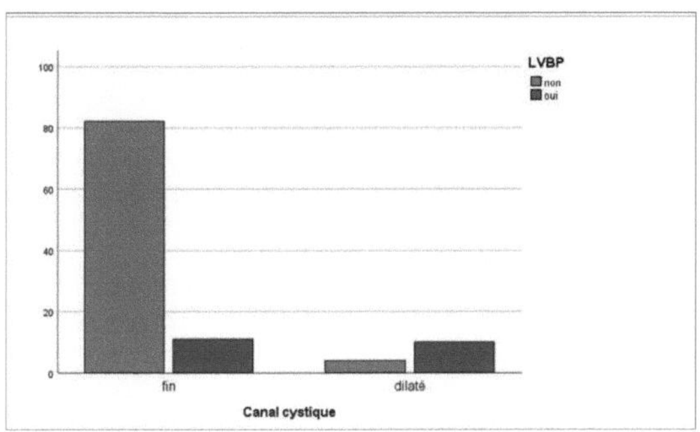

Figura 40: Comparação dos grupos de acordo com a presença ou ausência de dilatação do ducto cístico

C. Estudo multivariado

A análise multivariada permitiu-nos reter apenas 2 factores: o nível de bilirrubina total e a dilatação da VBP na ecografia. Esta taxa (BT) foi fixada em 34,5 pelo estudo da curva ROC.

D. Pontuação

Estabelecemos uma tradução matemática dos 2 factores (nível de bilirrubina total e dilatação da VBP na ecografia) sob a forma de uma pontuação simples para testar os nossos resultados.

S = E + 0,03 BT

E = 1 se houver dilatação da VBP na ecografia (mais de 6 mm). E = 0 se não houver dilatação da VBP na ultrassonografia.

BT = nível de bilirrubina total em mmol/l

Calculámos a pontuação para cada caso e os resultados são os seguintes:

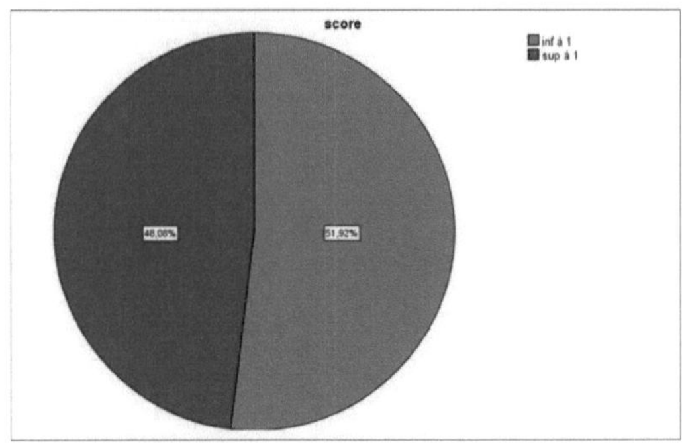

Figura 41: Repartição por pontuação "S

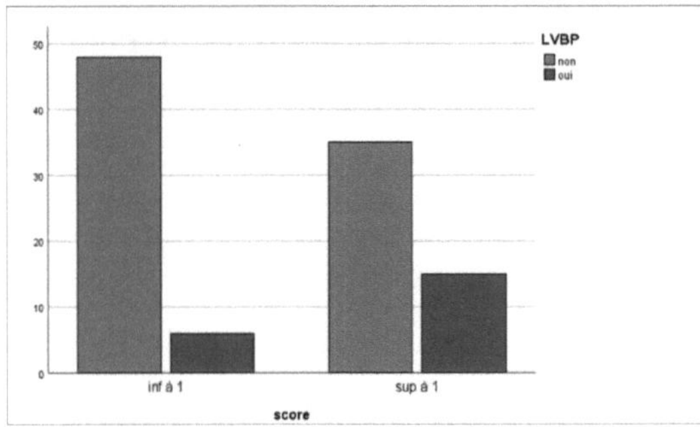

Figura 42: Comparação dos grupos de acordo com a pontuação "S

Dos 107 casos estudados, 6 (05%) tiveram escore menor que 1 com a presença de PBVE na CPO. Assim, de acordo com a nossa casuística, mais de metade das CPOs poderiam ter sido evitadas (51% tinham um score inferior a 1) com uma taxa de erro de cerca de 5%.

DISCUSSÃO

I. Resultados

Identificámos 107 doentes com pancreatite aguda de origem biliar que foram submetidos a colecistectomia com OPC. A VBP estava vazia em 80,4% dos casos (86 pacientes).

A análise univariada revelou 6 factores independentes para a presença de BVE. Estes factores são:

- Nível de bilirrubina total.
- Níveis de bilirrubina conjugada.
- Dilatação da VBP na ecografia.
- Dilatação da VBP na TC.
- O estádio da pancreatite: os estádios D e E indicam que o VBP está vazio.
- Dilatação intra-operatória do ducto cístico.

A análise multivariada permitiu-nos reter apenas 2: o nível de bilirrubina total e a dilatação da VBP na ecografia. Esta taxa foi fixada em 34,5 pelo estudo da curva ROC.

II. Epidemiologia

Foram descritos três tipos de cálculos biliares: cálculos de colesterol, cálculos de pigmento preto e cálculos de pigmento castanho. Os cálculos de colesterol representam 80-90% de todos os cálculos biliares observados no Ocidente (7). Várias anomalias do fígado, da vesícula biliar e do intestino estão na origem da formação de cálculos de colesterol (10). A bílis supersaturada com colesterol é a principal condição que leva à formação de cálculos. Se estiverem reunidas outras condições, aparecerão vesículas e microcristais e formar-se-ão cálculos macroscópicos. A migração de cálculos pode também obstruir temporariamente o esfíncter de Oddi e o ducto de Wirsung, levando a uma hiperpressão intra-canal com eliminação prejudicada e refluxo das secreções pancreáticas. O tripsinogénio é assim ativado de forma inadequada no pâncreas, provocando a sua autodigestão. A resposta inflamatória assim iniciada leva à libertação de citocinas, resultando em citotoxicidade direta e necrose da glândula pancreática. Foram identificados vários factores que favorecem a litíase vesicular do colesterol (11). Os mais frequentemente citados são a idade (é muito rara antes dos 20 anos e a sua prevalência atinge um pico por volta dos 70 anos), o sexo (as mulheres têm duas vezes mais probabilidades do que os homens da mesma idade) e a história familiar de primeiro grau. Todos os anos são observados entre 11.000 e 13.000 novos casos em França. A incidência é de 30/100.000 para os homens e de 20/100.000 para as mulheres (4).

III. Factores preditivos para a pressão arterial esquerda

A Associação Internacional de Pancreatologia e a Associação Americana de Gastroenterologia recomendam que todos os doentes com pancreatite sejam submetidos a colecistectomia assim que o doente recupere dos sintomas (13,14). O momento adequado para o tratamento definitivo de doentes com PA não grave ainda não foi estabelecido, mas a recomendação atual é a realização de colecistectomia durante a hospitalização inicial para evitar recorrências e readmissões, que podem ocorrer em até 31% dos doentes nas primeiras 2 semanas (15,16). Nas últimas duas décadas, as recomendações para a avaliação endoscópica pré-operatória e o tratamento da LVBP variaram desde a obrigatoriedade da colangiopancreatografia retrógrada endoscópica (CPRE) em todos os casos (17) até, mais recentemente, à CPRE pré-operatória selectiva para remoção de cálculos com base na apresentação clínica e nos valores laboratoriais. (18,19)

No entanto, ainda não foi estabelecido o método mais adequado para a investigação da pressão de ventrículo esquerdo e o momento de avaliação da probabilidade de cálculos nas vias biliares em doentes com PA. Na prática clínica, a decisão de realizar CPO, RMN, ecografia endoscópica, ecografia laparoscópica ou colangiopancreatografia retrógrada endoscópica (CPRE) baseia-se frequentemente em critérios biológicos e radiológicos e depende dos recursos e da disponibilidade de métodos de diagnóstico no centro médico.

Para melhorar a abordagem em pacientes com risco de BAVT, os preditores propostos pela ASGE têm sido extensivamente estudados: entre eles o VBP >6mm com sensibilidade de 64,7% a 90% e especificidade de 23% a 76,1%, bilirrubina total entre 1,8 e 4mg/dL, com sensibilidade de 19% a 61% e especificidade de 44% a 85%. (20). No nosso estudo, estes 2 factores foram preditivos da presença de BVE e, em particular, um nível de bilirrubina total superior a 34,5 mmol/L (ou seja, 2mg/dL).

A prevalência de PVLB aumenta com a idade (21). Um estudo anterior mostrou que, entre os pacientes encaminhados para ultrassonografia endoscópica para avaliação de cálculos no VE, a prevalência aumentou para 32% em pacientes com mais de 70 anos de idade, em comparação com 14% em pacientes com menos de 70 anos de idade (22). Na nossa série, a faixa etária mais frequente foi entre 33 e 69 anos (58,9%). Outro estudo mostrou que uma largura da VBP maior que 6 mm tinha uma correlação positiva significativa com a VBP (23).

Além disso, os níveis de GGT demonstraram ser um importante preditor de PBV (24,25). Um estudo de Chan et al. confirmou que um nível sérico elevado de bilirrubina total no segundo dia é preditivo de cálculos persistentes de PBV em pacientes com pancreatite biliar(26).

Tabela 8: Frequência do VE no segundo dia de internamento como fator de previsão da pressão de base do VE de acordo com Chan et al (26)

TABLE 2. *Predictive Value of Serum Total Bilirubin on Hospital Day 2*

	Total Bilirubin ≥5 mg/dL	Total Bilirubin ≥4 mg/dL	Total Bilirubin ≥3 mg/dL	Total Bilirubin ≥2 mg/dL
Sensitivity	33%	39%	44%	50%
Specificity	97%	95%	93%	85%
Positive predictive value	55%	44%	40%	27%
Negative predictive value	93%	93%	94%	94%
P value	0.0004	<0.0001	<0.0001	<0.0001

Ao integrar a idade do doente em anos, o valor de GGT em U/L e o diâmetro > 6 mm da VBP na ecografia, Khoury et al. conseguiram gerar uma pontuação de diagnóstico simples. Este método pode fornecer aos médicos uma ferramenta simples de cabeceira para classificar os doentes em diferentes grupos e oferecer-lhes o tratamento adequado, evitando investigações desnecessárias. Por exemplo, para Khoury, uma pontuação que varia de 9 a 41 tem uma alta sensibilidade (82% a 100%) de ausência de PBE, sugerindo que este grupo pode não beneficiar de procedimentos de investigação caros e invasivos e pode ser gerido de forma conservadora sem intervenção endoscópica (27). No nosso estudo, os dois factores preditivos para a persistência da VBP após pancreatite foram o aumento dos níveis de bilirrubina total e a dilatação de mais de 6 mm da VBP na ecografia abdominal. O tratamento cirúrgico da pancreatite biliar aguda também tem evoluído, particularmente na era das técnicas minimamente invasivas. Estudos demonstraram que, com o uso crescente de técnicas laparoscópicas, combinadas com CPRE pré ou pós-operatória, o tempo de internação hospitalar e as investigações da VBP diminuíram consideravelmente nos últimos anos. (28)

IV. Colangiografia intra-operatória

1. Interesse

Devido à perceção do risco de retenção de cálculos, o ensino tradicional tem sido o de que os pacientes que não preenchem os critérios para CPRE pré-operatória devem ser submetidos a colangiografia intra-operatória obrigatória no momento da remoção cirúrgica da vesícula biliar. (28,29)

A CPO tem uma sensibilidade de 76% a 100% e uma especificidade de 96% a 100% no diagnóstico de BPEVE (30). Embora a RM e a CPO tenham sensibilidade e especificidade semelhantes, a CPO tem a vantagem de só poder ser realizada durante a colecistectomia, o que pode reduzir os dias de espera para a cirurgia e o tempo de internamento hospitalar ao eliminar o intervalo de tempo entre o estudo da VBP (RM) e a cirurgia.A colangiografia intra-operatória é geralmente recomendada durante a colecistectomia para detetar eventuais cálculos (31).

Os resultados falsos positivos devido a bolhas de ar são inevitáveis e podem afetar até 35% dos doentes (32). No entanto, ficámos cada vez mais impressionados com a raridade com que a CPO de rotina detectava cálculos na altura da cirurgia em doentes com pancreatite biliar aguda.

2.Desvantagens

Em mais de três quartos dos pacientes com PA biliar, o cálculo não é encontrado no PVB, o que é explicado pelo facto de a maioria dos cálculos serem pequenos, com menos de 5 mm de tamanho, facilitando assim a passagem espontânea. (27,33) Nosso estudo mostra resultados semelhantes. Das 107 CPOs, 86 não apresentavam RBV (80,4%). Por outro lado, a CPO resulta num maior tempo operatório (89 vs. 68 minutos para a laparoscopia [P 0,0001]) e num maior tempo de internamento pós-operatório (3,8 vs. 2,0 dias [P 0,007]), sem qualquer efeito na incidência de cálculos residuais. (34)

Sajid et al analisaram três ensaios clínicos aleatorizados que avaliaram o efeito da CPO no tempo de operação e concluíram que a CPO resulta em tempos de operação mais longos (35). Por esta razão, na nossa prática, tornámo-nos extremamente selectivos na realização de CPO em doentes com pancreatite biliar aguda, ao ponto de esta ser agora realizada muito raramente. O objetivo deste estudo foi documentar os resultados de um regime de tratamento em doentes com pancreatite biliar aguda que não inclui a CPO.

5. Outros recursos

5.1 Ultrassom

A ecografia abdominal pode ser utilizada para procurar litíase vesicular e sinais de litíase da via biliar principal. Pode detetar cálculos vesiculares com uma sensibilidade de 90%, mas esta diminui consideravelmente no diagnóstico de cálculos coledocolitícos (sensibilidade entre 50 e 80%) (36).

2. Tomografia computorizada

A tomografia computorizada detecta menos facilmente a litíase vesicular, com uma sensibilidade de 60-87% (36).

3. Imagem por ressonância magnética

A colangio-pancreatografia por ressonância magnética (CPRM) é um meio fiável de diagnóstico de litíase da via biliar principal, com uma especificidade de 94% (37).

4. Ultrassom endoscópico

A ecografia endoscópica e a CPRM têm a mesma especificidade (94%) para o diagnóstico de cálculos de BT. No entanto, a ecografia endoscópica é melhor na identificação de cálculos pequenos (< 6 mm), com uma sensibilidade de 90%. Esta sensibilidade é de 82% para a CPRM (36), e para a colangio-pancreatografia retrógrada endoscópica (CPRE). A vantagem desta última é o facto de permitir também a esfincterotomia. endoscópica em simultâneo.

CONCLUSÃO

Em 30-70% dos casos, a PA é causada por litíase. Todos os doentes com pancreatite biliar devem ser submetidos a colecistectomia logo que recuperem dos sintomas, para prevenir a recorrência. Ainda não foi estabelecido o método mais adequado para o estudo da pressão biliar esquerda e o momento de avaliar a probabilidade de cálculos no ducto biliar comum em doentes com PA. A colangiopancreatografia por ressonância magnética é a técnica imagiológica mais utilizada, mas no nosso país, dada a dificuldade da sua disponibilização, a colangiografia intra-operatória continua a ser o método mais utilizado para a deteção de qualquer LVBP. Em mais de três quartos dos doentes com PA biliar, o cálculo não está presente. não se encontra na VBP.Na nossa prática, tornámo-nos extremamente selectivos na realização de CPO em doentes com pancreatite aguda biliar. Para melhorar a abordagem em doentes com risco de LVBP, foram propostos pela ASGE preditores que têm sido extensivamente estudados por várias equipas. O objetivo deste estudo foi rever a indicação formal para a CPO nesta situação, investigando os factores preditivos da presença de BVE após pancreatite aguda de origem litiásica. Foram estudados os processos de 107 doentes que cumpriam os critérios previamente estabelecidos. A análise univariada revelou 6 factores independentes para a presença de LVBP, nomeadamente: nível de bilirrubina total, nível de bilirrubina conjugada, dilatação da PVB na ecografia, dilatação da PVB na TAC, estádio da pancreatite (os estádios D e E favorecem uma PVB vazia) e dilatação intra-operatória do ducto quístico. A análise multivariada permitiu-nos reter apenas 2: o nível de bilirrubina total e a dilatação da VBP na ecografia. Estabelecemos uma tradução matemática destes 2 factores sob a forma de um score simples para testar os nossos resultados.

S = E + 0,03 BT

E = 1 se houver dilatação da VBP na ecografia (mais de 6 mm). E = 0 se não houver dilatação da VBP na ultrassonografia.
BT = nível de bilirrubina total em mmol/l.
Uma pontuação maior ou igual a 1 indica que a colangiografia intra-operatória deve ser efectuada durante a colecistectomia.

Assim, de acordo com a nossa série, **mais de metade dos CPO poderiam ter sido evitados, com uma taxa de erro de cerca de 5%.**

As limitações do nosso estudo foram o tamanho da amostra e a ausência de marcadores biológicos de colestase, nomeadamente GGT e LAP, que são frequentemente encontrados na literatura. O objetivo é reduzir o número de casos de pancreatite aguda biliar causada por litíase no nosso país e limitar ao máximo a utilização da CPO, que continua a ser utilizada em excesso e não é isenta de riscos. Assim, apelamos à realização de estudos prospectivos com uma metodologia adequada para verificar, e mesmo melhorar, este score.

REFERÊNCIAS

1. Aussilhou B, Dokmak S, Sauvanet A. Acute pancreatitis. J Eur Urgences Réanimation. março de 2013;25(1):32-40.

2. Shen HN, Wang WC, Lu CL, Li CY. Effects of Gender on Severity, Management and Outcome in Acute Biliary Pancreatitis (Efeitos do género na gravidade, tratamento e resultados na pancreatite biliar aguda). Einwaechter H, editor. PLoS ONE. 28 Feb 2013;8(2):e57504.

3. Lévy P, Boruchowicz A, Hastier P, Pariente A, Thévenot T, Frossard JL, et al. Critérios de diagnóstico na previsão de uma origem biliar da pancreatite aguda na era da ecografia endoscópica: Avaliação prospetiva multicêntrica de 213 pacientes. Pancreatology. Jan 2005;5(4-5):450-6.

4. Bougard M, Barbier L, Godart B, Le Bayon-Bréard AG, Marques F, Salamé E. Management of acute lithiasis pancreatitis. J Chir Visceral. Abr 2019;156(2):130-42.

5. Buxbaum JL, Abbas Fehmi SM, Sultan S, Fishman DS, Qumseya BJ, Cortessis VK, et al. ASGE guideline on the role of endoscopy in the evaluation and management of choledocholithiasis. Gastrointest Endosc. junho de 2019;89(6):1075-1105.e15.

6. Maple JT, Ben-Menachem T, Anderson MA, Appalaneni V, Banerjee S, Cash BD, et al. The role of endoscopy in the evaluation of suspected choledocholithiasis. Gastrointest Endosc. Jan 2010;71(1):1-9.

7. Payen JL, Muscari F, Vibert É, Ernst O, Pelletier G. Biliary lithiasis. Presse Médicale. junho de 2011;40(6):567-80.

8. Varghese JC, Liddell RP, Farrell MA, Murray FE, Osborne DH, Lee MJ. Diagnostic Accuracy of Magnetic Resonance

Cholangiopancreatography and Ultrasound Compared with Diret Cholangiography in the Detection of Choledocholithiasis. Clin Radiol. Jan 2000;55(1):25-35.

9. Catheline JM, Borie F, Champault G, Millat B. Catheline JM, Borie F, Champault G, Millat B. Diagnóstico intra-operatório da litíase da via biliar principal. Monografia da Associação Francesa de Cirurgia sobre a litíase da via biliar principal 1999;37-50. In.

10. Portincasa P, Moschetta A, Palasciano G. Cholesterol gallstone disease. The Lancet. julho de 2006;368(9531):230-9.

11. Lambou-Gianoukos S, Heller SJ. Lithogenesis and Bile Metabolism (Litogênese e Metabolismo Biliar). Surg Clin North Am. Dez 2008;88(6):1175-94.

12. Roberts SE, Akbari A, Thorne K, Atkinson M, Evans PA. The incidence of acute pancreatitis: impact of social deprivation, alcohol consumption, seasonal and demographic factors (A incidência de pancreatite aguda: impacto da privação social, consumo de álcool, factores sazonais e demográficos). Aliment Pharmacol Ther. Sep 2013;38(5):539-48.

13. Uhl W, Warshaw A, Imrie C, Bassi C, McKay CJ, Lankisch PG, et al. Diretrizes da IAP para o tratamento cirúrgico da pancreatite aguda. Pancreatology. 1 Jan 2002;2(6):565-73.

14. Tenner S, Baillie J, DeWitt J, Vege SS. Diretriz do Colégio Americano de Gastroenterologia: Management of Acute Pancreatitis. Am J Gastroenterol. Sep 2013;108(9):1400-15.

15. Park JG, Kim KB, Han JH, Yoon SM, Chae HB, Youn SJ, et al. A utilidade da ultrassonografia endoscópica precoce na doença biliar aguda

Computorizada Multidetectores. Korean J Gastroenterol. 4 Oct 2016;68(4):202-9.
16. Anderloni A, Repici A. Role and timing of endoscopy in acute biliary pancreatitis. World J Gastroenterol WJG. 28 Oct 2015;21(40):11205-8.
17. Fan ST, Lai E, Mok F, Lo CM, Zheng SS, Wong J. Early Treatment of Acute Biliary Pancreatitis by Endoscopic Papillotomy. N Engl J Med. 28 Jan 1993;328(4):228-32.
18. Fölsch UR, Nitsche R, Lüdtke R, Hilgers RA, Creutzfeldt W. Early ERCP and Papillotomy Compared with Conservative Treatment for Acute Biliary Pancreatitis. N Engl J Med. 23 Jan 1997;336(4):237-42.
19. Soetikno RM, Carr-Locke DL. Tratamento endoscópico da pancreatite aguda por cálculos biliares. Gastrointest Endosc Clin N Am. Jan 1998;8(1):1-12.
20. He H, Tan C, Wu J, Dai N, Hu W, Zhang Y, et al. Precisão dos critérios de alto risco da ASGE na avaliação de doentes com suspeita de cálculos na via biliar comum. Gastrointest Endosc. Sep 2017;86(3):525-32.
21. Barkun AN, Barkun JS, Fried GM, Ghitulescu G, Steinmetz O, Pham C, et al. Useful Predictors of Bile Duct Stones in Patients Undergoing Laparoscopic Cholecystectomy: Ann Surg. julho de 1994;220(1):32-9.
22. Prat F, Meduri B, Ducot B, Chiche R, Salimbeni-Bartolini R, Pelletier G. Prediction of Common Bile Duct Stones by Noninvasive Tests (Previsão de cálculos no ducto biliar comum por testes não invasivos): Ann Surg. março de 1999;229(3):362-8.
23. Nárvaez Rivera RM, González González JA, Monreal Robles R, García Compean D, Paz Delgadillo J, Garza Galindo AA, et al. Accuracy of ASGE criteria for the prediction of choledocholithiasis. Rev Esp Enfermedades Dig [Internet]. 2016 [citado 29 de agosto

2022];108. Disponível em:
https://online.reed.es/fichaArticulo.aspx?iarf=683764745239-413275192166

24. Yang MH, Chen TH, Wang SE, Tsai YF, Su CH, Wu CW, et al. Preditores bioquímicos para a ausência de cálculos na via biliar comum em pacientes submetidos a colecistectomia laparoscópica. Surg Endosc. Jul 2008;22(7):1620-4.

25. Peng WK, Sheikh Z, Paterson-Brown S, Nixon SJ. Role of liver function tests in predicting common bile duct stones in acute calculous cholecystitis. Br J Surg. 20 Sep 2005;92(10):1241-7.

26. Chan T, Yaghoubian A, Rosing D, Lee E, Lewis RJ, Stabile BE, et al. Total Bilirubin is a Useful Predictor of Persisting Common Bile Duct Stone in Gallstone Pancreatitis. Am Surg. outubro de 2008;74(10):977-80.

27. Khoury T, Kadah A, Mahamid M, Mari A, Sbeit W. Bedside score predicting retained common bile duct stone in acute biliary pancreatitis. Casos do Mundo J Clin. 26 de abril de 2020;8(8):1414-23.

28. Schwesinger WH, Page CP, Gross GWW, Miller JE, Strodel WE, Sirinek KR. Biliary Pancreatitis: The Era of Laparoscopic Cholecystectomy. Arch Surg [Internet].1Oct 1998[cited 15 Aug 2022];133(10). Disponível em: http://archsurg.jamanetwork.com/article.aspx?doi=10.1001/archsurg.133.10.1103

29. Chang L, Lo SK, Stabile BE, Lewis RJ, de Virgilio C. Gallstone Pancreatitis: A Prospective Study on the Incidence of Cholangitis and Clinical Predictors of Retained Common Bile Duct Stones. Am J Gastroenterol. abril de 1998;93(4):527-31.

30. Gurusamy KS, Giljaca V, Takwoingi Y, Higgie D, Poropat G, Štimac

D, et al. Colangiopancreatografia retrógrada endoscópica versus colangiografia intra-operatória para o diagnóstico de cálculos no ducto biliar comum. Cochrane Hepato- Biliary Group, editor.
Cochrane Database Syst Rev [Internet]. 26 Fev 2015 [citado 29 Ago 2022]; Disponível em:
https://doi.wiley.com/10.1002/14651858.CD010339.pub2

31. Telem DA, Bowman K, Hwang J, Chin EH, Nguyen SQ, Divino CM. Selective Management of Patients with Acute Biliary Pancreatitis (Gestão Selectiva de Pacientes com Pancreatite Biliar Aguda). J Gastrointest Surg. Dez 2009;13(12):2183-8.
32. Varadarajulu S, Eloubeidi MA, Wilcox CM, Hawes RH, Cotton PB. Será que todos os doentes com colangiograma intra-operatório anormal merecem uma colangiopancreatografia retrógrada endoscópica? Surg Endosc. maio de 2006;20(5):801-5.
33. Tranter S, Thompson M. Spontaneous passage of bile duct stones: frequency of occurrence and relation to clinical presentation. Ann R Coll Surg Engl :4.
34. Bennion R. Effect of Intraoperative Cholangiography During Cholecystectomy on Outcome After Gallstone Pancreatitis. J Gastrointest Surg. agosto de 2002;6(4):575-81.
35. Sajid M, Leaver C, Haider Z, Worthington T, Karanjia N, Singh K. Routine on-table cholangiography during cholecystectomy: a systematic review. Ann R Coll Surg Engl. 1 de setembro de 2012;94(6):375-80.
36. Şurlin V. Exames de imagem para o diagnóstico preciso da pancreatite biliar aguda. Mundo J Gastroenterol. 2014;20(44):16544.
37. Diretrizes baseadas na evidência da IAP/APA para a gestão da pancreatite aguda. Pancreatology. julho de 2013;13(4):e1-15.

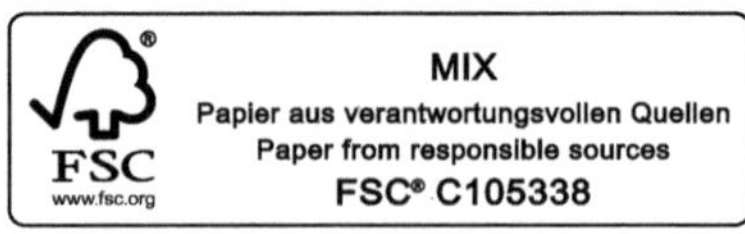

Printed by Books on Demand GmbH, Norderstedt / Germany